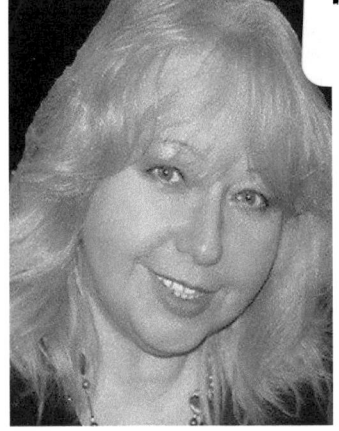

Jutta Schütz

wurde in Lebach (Saarland) geboren.

Mit ihrem ersten Bestseller "Plötzlich Diabetes" (2008) gilt die Autorin bei Kritikern als Querdenkerin. 2010 startete sie mit ihren Gesundheitsbüchern ihr Pilotprojekt in Bruchsal und später bei der VHS in Wolfsburg. Schütz schreibt Bücher, die anspornen, motivieren und spezielles Insiderwissen liefern. Sie hat bis heute viele Bücher geschrieben und an vielen anderen Büchern mitgewirkt. Zudem hilft sie als Mentorin und Coach Neuautoren bei der Veröffentlichung ihrer Bücher.

Als Journalistin schreibt sie für viele Verlage und Zeitungen. Ihre Themen sind: Gesundheit, Psychologie, Kunst, Literatur, Musik, Film, Bühne, Entertainment. Weitere Informationen zur Autorin und ihren Büchern findet man in den Verlagen, auf ihrer Webseite sowie im Kultur-Netzwerk.

Mehr Infos finden Sie auf der Webseite:

www.jutta-schuetz-autorin.de

www.die-gruppe-48.net/Funktionstraeger

Inhaltsverzeichnis

Alle Rezepte sind für 2 Personen gedacht.

In diesem Kochbuch gibt es zu jeder Fleischsorte eine Beschreibung und 50 exotische Rezepte.

Jutta Schütz

Exotisches LOW CARB

© 2019 Autor: Jutta Schütz (1. Auflage)
© 2019 Buchsatz, Layout, Buchgestaltung
© 2019 Buchidee: Jutta Schütz
www.jutta-schuetz-autorin.de
E-Mail: info.jschuetz@googlemail.com

Herstellung und Verlag:
BoD – Books on Demand, Norderstedt

ISBN: 9783750405646

Bibliografische Information der Deutschen Nationalbibliothek:
Die Deutsche Nationalbibliothek verzeichnet diese Publikation in der Deutschen Nationalbibliografie; detaillierte bibliografische Daten sind im Internet über http://dnb.d-nb.de abrufbar.

Die im Buch veröffentlichten Ratschläge wurden von mir sorgfältig geprüft. Eine Garantie kann ich dennoch nicht übernehmen. Ebenso ist die Haftung von mir bzw. des Verlages für Personen-, Sach- und Vermögensschäden ausgeschlossen. Alle Markennamen, Warenzeichen und sonstigen eingetragenen Trademarks sind Eigentum ihrer rechtmäßigen Eigentümer und dienen hier nur der Beschreibung.

Ich weise darauf hin, dass im Text enthaltene LINKS von mir nur bis zum Zeitpunkt der Buchveröffentlichung eingesehen werden konnten. Auf die späteren Veränderungen habe ich keinen Einfluss. Eine Haftung von mir ist daher ausgeschlossen.

Bison

Allgemeine Informationen

Bisonfleisch ist dem Rindfleisch sehr ähnlich. Man kann jedes Gericht von Bisonfleisch herstellen, welches sich auch mit Rindfleisch herstellen lässt, man muss nur einige grundlegende Instruktionen beherzigen. Das Fleisch ist zarter und magerer als Rindfleisch.

Es muss mit kleineren Temperaturen gebraten oder gekocht werden und es hat eine wesentlich geringere Garzeit.

Der Geschmack ist außergewöhnlich und das Bisonfleisch enthält wesentlich mehr Proteine und Nährstoffe als Rindfleisch. Das Bisonfleisch enthält gegenüber allen anderen Fleischsorten den höchsten Eisengehalt. Außerdem hat dieses Fleisch weniger Fett und weniger Kalorien als Rindfleisch.

Da dieses Fleisch weniger Wasseranteil hat, schrumpft es nicht in der Pfanne. Die Fleischqualität des Bisons kommt von der natürlichen Haltung.

Der Bison wird nicht im Stall gehalten. Er erlebt alle Jahreszeiten im Freien und ernährt sich nur von frischem Weidegras, Weichholzzweigen, Obst, Eicheln, Bucheckern und klarem Quellwasser.

Tipp: Bison als Sauerbraten: Man legt das Fleisch so ein, wie man es auch mit Rindfleisch tun würde. Durch die Konsistenz des Bisonfleisches ist dieser Sauerbraten extrem zart und schmackhaft.

Bison mit Weißweinsoße

Zutaten:

- ➤ 2 Steaks à 4 - 5 cm dick
- ➤ 4 EL Olivenöl
- ➤ 200 ml Weißwein (trocken)
- ➤ ½ TL Knoblauchsalz
- ➤ 2 - 3 Prisen schwarzen Pfeffer
- ➤ 1 TL Ahornsirup
- ➤ 3 - 4 EL Crème fraîche
- ➤ Alufolie

Zubereitung:

Die Steaks leicht klopfen und in heißem Olivenöl ca. 2 - 3 Minuten auf jeder Seite anbraten und in Alufolie einwickeln. Im Backofen auf 150 Grad ca. 20 Minuten ziehen lassen.

Den Wein in die noch heiße Pfanne mit dem Bratensatz geben und etwas eindicken lassen. Mit Salz und Pfeffer würzen. Crème fraîche und Ahornsirup einrühren.

Bisonsteaks auswickeln und den Saft in der Folie in die Weinsoße einrühren. Die Steaks mit Knoblauchsalz und Pfeffer würzen.

Bisonsteaks mit Wasabischaum

Zutaten:

- ➤ 2 Bisonsteaks à 4 - 5 cm dick
- ➤ 1 TL sehr fein gehackte Kräuter
- ➤ 1 EL geriebener Meerrettich
- ➤ 1 - 2 TL Wasabi
- ➤ 100 ml flüssige Sahne
- ➤ 4 EL Olivenöl
- ➤ ½ TL weißer Pfeffer
- ➤ ½ TL Salz
- ➤ Alufolie

Zubereitung:

Bisonsteaks waschen, trocken tupfen, plattieren und Fettkanten mehrfach einschneiden, von beiden Seiten mit Pfeffer bestreuen.

Olivenöl in einer Pfanne erhitzen und die Bisonsteaks darin von jeder Seite ca. 2 Minuten scharf anbraten. Dabei immer wieder mit Butter übergießen. Hitze reduzieren und die Steaks mit geschlossenem Deckel weitere 3 Minuten braten. Fleisch herausnehmen, salzen, in Alufolie wickeln und ca. 10 Minuten ruhen lassen.

Bratensud mit Sahne ablöschen. Meerrettich, Wasabi und Kräuter zufügen, etwas einkochen lassen, in eine Schüssel geben und mit einem Stabmixer aufschäumen.

Bisonsteaks in Scheiben schneiden und mit dem Wasabischaum beträufelt servieren.

Bisonsteaks mit Paprika

Zutaten:

- ➢ 2 Bisonsteaks à 4 - 5 cm dick
- ➢ je 1 rote, gelbe und grüne Paprika
- ➢ 3 Zwiebeln
- ➢ ¼ Bund gehackte Kräuter
- ➢ 4 EL Zitronensaft
- ➢ 2 EL Crème fraîche
- ➢ 4 - 6 EL Olivenöl
- ➢ 4 TL geschroteter bunter Pfeffer
- ➢ 1 TL Paprikapulver (scharf)
- ➢ ½ TL Knoblauchsalz
- ➢ 1 - 2 Prisen schwarzer Pfeffer
- ➢ 1 - 2 Prisen weißer Pfeffer
- ➢ Alufolie

Zubereitung:

Bisonsteaks waschen, trocken tupfen, plattieren, eventuelle Fettkanten mehrfach einschneiden, von beiden Seiten mit Zitronensaft und dem Olivenöl beträufeln und mit dem geschroteten Pfeffer bestreuen. Paprikas schälen, Kerngehäuse entfernen und in Streifen schneiden.

Zwiebeln schälen und in halbe Ringe schneiden.

Olivenöl in einer Pfanne erhitzen und die Bisonsteaks darin von jeder Seite ca. 2 - 3 Minuten scharf anbraten. Dabei immer wieder mit Fett übergießen.

Hitze reduzieren und die Steaks mit geschlossenem Deckel weitere 3 - 4 Minuten braten. Fleisch herausnehmen, in Alufolie wickeln und ca. 5 - 10 Minuten ruhen lassen.

Restliche Butter in den Bratensud geben und das Gemüse darin andünsten. Crème fraîche und Kräuter unterheben und alles mit Paprikapulver, Pfeffer und Knoblauchsalz abschmecken.

Bisonsteaks zusammen mit dem Paprikagemüse servieren.

Bisonsteaks mit Champignon-Rahm

Zutaten:

- ➢ 2 Bisonsteaks à 4 - 5 cm dick
- ➢ 300 g weiße Champignons
- ➢ 1 Stange Lauch
- ➢ 1 kleine Zwiebel
- ➢ 1 Knoblauchzehe
- ➢ 3 EL gehackte Kräuter
- ➢ 6 EL Olivenöl
- ➢ 80 ml flüssige Sahne
- ➢ 4 EL saure Sahne
- ➢ 2 EL Crème fraîche
- ➢ 150 ml Rinderbrühe
- ➢ ½ - 1 TL Salz
- ➢ 1 - 2 Prisen Cayennepfeffer (für das Bisonsteak)
- ➢ 1 - 2 Prisen schwarzer Pfeffer
- ➢ Alufolie

Zubereitung:

Bisonsteaks waschen, trocken tupfen, plattieren, eventuelle Fettkanten mehrfach einschneiden, von beiden Seiten mit Cayennepfeffer bestreuen.

Lauch und Zwiebel waschen, putzen und in Ringe schneiden. Knoblauchzehe sehr klein hacken, Champignons putzen und in Scheiben schneiden.

Olivenöl in einer Pfanne erhitzen und die Bisonsteaks darin von jeder Seite ca. 2 - 3 Minuten scharf anbraten. Dabei immer wieder mit Öl übergießen.

Hitze reduzieren und die Steaks mit geschlossenem Deckel weitere 3 Minuten braten. Fleisch herausnehmen, in Alufolie wickeln und ca. 10 - 12 Minuten ruhen lassen.

Restliche Butter in den Bratensud geben und das Gemüse darin anbraten. Rinderbrühe, saure Sahne, flüssige Sahne und Crème fraîche unterheben und aufkochen lassen. Kräuter unterheben und mit Salz und schwarzem Pfeffer würzen.

Rahm-Champignons auf Tellern anrichten und die Bisonsteaks dazu legen.

Elch

Allgemeine Informationen

Der Elch gehört zu den Hirschen und er hat seinen Lebensraum in Eurasien und Nordamerika. Von der „International Union for Conservation of Nature and Natural Resources" (IUNC) gilt er als „nicht gefährdet" eingestuft.

Das kernige, fettarme, dunkle und wohlschmeckende Fleisch begeistert viele Wildfreunde.

Der Elch ist die größte Hirschart der Welt, seine Körpergröße entspricht der eines Pferdes. Sein Fleisch ist sehr schmackhaft und wegen seinem niedrigen Cholesteringehalt gut für eine gesunde Ernährung. Allerdings gehören zu einer kulinarischen Delikatesse nur die Elchkälber und die Jungbullen.

Der würzige Wildgeschmack ähnelt dem des heimischen Hirsches.

Der Fettgehalt beträgt bis zu acht Prozent, der Eiweißgehalt liegt bei rund 23 Prozent.

Elchfleisch hat viele Vitamine: B1, B2, B6, B12 sowie Niacin, Vitamin A, Panthothensäure und Biotin und die Mineralstoffe: Phosphor, Kalium, und Magnesium. Hinzu kommen Spurenelemente: Eisen, Zink und Selen.

Das Fleisch ist geeignet zur Verarbeitung als Hamburger, Steaks, Wurst, Gulasch und als Trockenfleisch.

Marinierte Elchfilets

Zutaten:

- 4 Elchfilets à 4 - 5 cm dick
- 1 rote Chilischote
- 2 kleine Zwiebeln
- 12 g frischer Ingwer
- 2 Knoblauchzehen
- ½ Bund gehackter Dill
- 1 - 2 TL Zitronensaft
- 4 EL Olivenöl
- 2 EL Sesamöl
- 2 EL Sojasoße
- ½ TL Salz
- 2 - 3 Prisen Pfeffer

Zubereiten:

Chilischote waschen, längs aufschneiden, entkernen und in Würfel schneiden, Zwiebeln und Knoblauchzehen schälen und fein hacken. Ingwer schälen und fein reiben. Aus allen Zutaten außer dem Olivenöl eine Marinade herstellen. Elchfilets waschen, trocken tupfen und über Nacht in der Marinade ziehen lassen.

Olivenöl in einer Pfanne erhitzen und die Elchfilets von jeder Seite 3 - 4 Minuten anbraten, das Fleisch sollte im Inneren zartrosa sein. Elchfilets erneut mit der Marinade beträufeln und servieren.

Speck-Elchrouladen

Zutaten:

- ➤ 4 Elchbeinfleisch à 4 - 5 cm dick
- ➤ 1 kleine Zwiebel
- ➤ 1 kleiner Lauch
- ➤ 4 Scheiben durchwachsenen Speck
- ➤ 1 große Gewürzgurke
- ➤ 1 EL Senf
- ➤ ½ TL Salz
- ➤ 2 Prisen weißer Pfeffer
- ➤ 4 EL Olivenöl
- ➤ 4 EL Sahne
- ➤ 1 EL Zitronensaft
- ➤ 1 TL Honig
- ➤ 1 Brühwürfel
- ➤ 2 EL Crème fraîche

Zubereitung:

Das Fleisch flach klopfen, die Zwiebeln, den Lauch in Ringe schneiden und im Olivenöl anbraten.

Den Speck und die Gewürzgurke in 4 dicke Streifen schneiden.

Das Fleisch (Scheiben) dünn mit Senf bestreichen und mit Salz und Pfeffer würzen.

Je eine Scheibe Fleisch mit Speck, Gurke, Zwiebelringe, Lauch belegen.

Die Rouladen zusammen rollen und mit einem Zahnstocher fest stecken.

Die Rouladen von allen Seiten gut anbraten und mit einem ¼ L Wasser ablöschen. Den Brühwürfel, Zitronensaft und den Honig hinzugeben und zugedeckt ca. 40 - 45 Minuten köcheln lassen.

Die Rouladen aus der Soße nehmen und die Sahne hinzufügen. Kurz aufkochen lassen.

Die Soße abschmecken und Crème fraîche hinzufügen.

Elchsteaks in Sherry

Zutaten:

> ➤ 4 Elchsteaks

> ➤ 2 kleine Zwiebeln

> ➤ 200 ml Fleischbrühe

> ➤ 2 EL Balsamico Essig

> ➤ 3 EL flüssige Sahne

> ➤ 2 TL süßer Senf

> ➤ 1 EL Rotwein

> ➤ 2 EL milder Sherry

> ➤ 3 - 4 EL Olivenöl

> ➤ 1 Prise Muskat

> ➤ ½ TL Salz

> ➤ 2 - 3 Prisen schwarzer Pfeffer

Zubereitung:

Elchsteaks waschen und trocken tupfen. Zwiebeln schälen und vierteln. Olivenöl in einer Pfanne erhitzen, Steaks darin scharf anbraten, herausnehmen und beiseite stellen.

Fleischbrühe, Essig, Sahne und Zwiebeln zufügen und aufkochen lassen. Rotwein, Sherry und Senf unterheben und mit Muskat, Salz und Pfeffer abschmecken. Elchsteaks in die Soße geben und ca. 10 - 15 Minuten ziehen lassen.

Elch-Zwiebelbraten

Zutaten:

- ➤ 600 g Elchfleisch aus der Keule
- ➤ 2 Zwiebeln
- ➤ 1 Möhre
- ➤ 1 TL Salz
- ➤ ½ TL schwarzer Pfeffer
- ➤ 4 EL Olivenöl
- ➤ ½ L Wasser
- ➤ 200 ml Sahne

Zubereitung:

Zwiebeln und die Möhre in grobe Stücke schneiden. Das Fleisch mit Salz und Pfeffer einreiben und in Olivenöl bei starker Hitze kräftig anbraten und das zerkleinerte Gemüse hinzugeben.

Nach dem Anbraten etwas Wasser hinzugeben und bei mittlerer Hitze unter mehrmaligem Wenden weiterschmoren, bis die Hälfte des Wassers ein reduziert ist.

Das Fleisch würzen und den Rest des Wassers dazu geben. Mit geschlossenem Deckel ca. 1 ½ - 2 Stunden zart garen. Am Ende die Sahne hinzu geben.

Gams

Allgemeine Informationen

Gamswild ist in den Alpenländern weit verbreitet und das dunkle, aromatische und saftige Fleisch wird in der Küche sehr geschätzt.

Wer frisches Gamsfleisch kauft sollte darauf achten, dass Gamsfleisch nicht schwärzlich schimmert.

Frisch gekauftes Gamsfleisch hält sich bis zu drei Tagen im Kühlschrank (Temperaturen um 7 Grad) und tiefgekühltes Gamsfleisch bis zu 12 Monate.

Gamsfleisch ist dunkel und sehr aromatisch, kann jedoch etwas fettig sein.

Überbackener Gamsrücken

Zutaten:

- ➤ 700g enthäuteter, ausgelöster Gamsrücken
- ➤ 200 g Parmaschinken
- ➤ 100 g Butter
- ➤ 1 - 2 TL getrockneten Rosmarin
- ➤ ½ TL Salz
- ➤ 3 - 4 Prisen schwarzer Pfeffer
- ➤ 3 - 4 EL Butterschmalz
- ➤ 3 EL Olivenöl
- ➤ 2 EL Meerrettich
- ➤ 1 EL Senf (mittelscharf)
- ➤ ½ TL Curry

Zubereitung:

In der Küchenmaschine den Parmaschinken pürieren und mit der Butter vermischen. Danach den Meerrettich und den Senf daruntermischen. Den Gamsrücken mit Curry, Pfeffer und Salz würzen und von beiden Seiten in Olivenöl anbraten und mit dem Butterschmalz bestreichen. Im Backofen auf 180 Grad ca. 35 - 40 Minuten leicht schmoren.

Medaillons mit Preiselbeeren

Zutaten:

- ➢ 6 Gamsmedaillons
- ➢ 2 Schalotten
- ➢ 1 kleine Zwiebel
- ➢ 1 kleine Möhre
- ➢ 1 Knoblauchzehe
- ➢ 2 TL scharfer Meerrettich
- ➢ 150 g Preiselbeeren
- ➢ 3 EL Weißwein
- ➢ 1 EL Zitronensaft
- ➢ 100 ml flüssige Sahne
- ➢ 2 EL Crème fraîche
- ➢ 3 EL Olivenöl
- ➢ 3 EL Butter
- ➢ 3 TL Wacholderbereen
- ➢ 3 TL getrocknete, grüne Pfefferkörner
- ➢ ½ TL Salz
- ➢ 1 - 2 Prisen weißer Pfeffer

Zubereitung:

Schalotten, Zwiebel, Möhre und Knoblauchzehe schälen und fein hacken. Gamsmedaillons waschen und trocken tupfen. Grüner Pfeffer und Wacholderbeeren im Mörser zerstoßen und die Medaillons damit würzen.

Olivenöl in einer Pfanne erhitzen und das Fleisch darin auf jeder Seite ca. 2 - 3 Minuten anbraten. Dann herausnehmen, in eine feuerfeste Form legen und im vorgeheizten Backofen bei 120 Grad ca. 5 - 6 Minuten garen.

In der Zwischenzeit die Butter in einem Topf erhitzen und die Schalotten, Zwiebel und Möhre darin glasig anbraten. Mit Wein und dem Zitronensaft ablöschen und verkochen lassen, bis kaum noch Wein vorhanden ist.

Crème fraîche, Sahne und Preiselbeeren unterheben und aufkochen lassen. Knoblauch und Meerrettich zufügen und ca. 5 Minuten köcheln lassen.

Mit Salz und Pfeffer würzen und nach Belieben die Soße pürieren.

Fleisch auf Teller anrichten und mit der Preiselbeersoße servieren.

Pfeffer-Gamsrücken

Zutaten:

- ➤ 750 g Gamsrücken
- ➤ 100 g durchwachsener Speck
- ➤ 1 Zwiebel
- ➤ 1 Knoblauchzehe
- ➤ 1 kleine Möhre
- ➤ 4 - 5 EL Olivenöl
- ➤ 2 - 3 EL Butter
- ➤ 1 Bund Kräuter
- ➤ 200 ml Sahne
- ➤ 2 EL Zitronensaft
- ➤ 1 - 2 TL Johannisbrotkernmehl (zum Soßen andicken)
- ➤ 1 TL Pfefferkörner
- ➤ ½ TL Salz
- ➤ 2 - 3 Prisen Pfeffer
- ➤ 1 TL Majoran
- ➤ 1/8 L Rotwein
- ➤ 1/8 L Brühe
- ➤ 300 g frische Pfifferlinge
- ➤ 4 - 5 EL frische Johannisbeeren

Zubereitung:

Den Gamsrücken von haut und Sehnen befreien und mit Salz, Pfeffer, Majoran und der Hälfte des Zitronensaftes kräftig einreiben.

Die Pfefferkörner grob zerreiben und den Gamsrücken damit würzen.

Etwas Olivenöl erhitzen und das Fleisch dazu geben in die Backpfanne.

Bei 200°C im vorgeheizten Backofen ca. 25 - 35 Minuten braten.

Während der Garzeit öfter mit etwas Rotwein und Brühe ablöschen.

Etwas Butter erhitzen und den feingewürfelten Speck darin auslassen.

Die Möhre, Zwiebel und den Knoblauch sehr klein schneiden und zum Speck geben. Alles gut anschwitzen.

Die Pfifferlinge zum Gemüse geben und ebenfalls mitschwitzen.

Den Gamsrücken aus dem Backofen nehmen und warm stellen.

Den verbliebenen Bratenfond passieren und mit der Sahne zu den Pfifferlingen geben und das Ganze ein reduzieren. Mit dem Johannisbrotkernmehl leicht binden.

Die gut abgetropften Johannisbeeren unter die Soße rühren und mit Salz, Pfeffer, Majoran und Zitronensaft kräftig abschmecken.

Gamsrücken mit Nüssen

Zutaten:

- ➤ 700 g Gamsrücken

- ➤ 3 EL Olivenöl

- ➤ 100 g gemahlene Walnusskerne

- ➤ ½ TL Salz

- ➤ 2 - 3 Prisen Pfeffer

- ➤ 1 TL Thymian

- ➤ 2 kleine saureÄpfel

- ➤ 100 - 200 ml Bratensaft zum Angießen

Zubereitung:

Den Gamsrücken in 4 große Stücke schneiden und würzen. Olivenöl in die vorgeheizte Pfanne geben, die Gamsrücken anbraten. Das Fleisch nur rosa garen, herausnehmen. Walnüsse in die Pfanne geben, mit dem Bratensaft aufgießen und leicht einkochen lassen. Die Äpfel schälen, halbieren und das Kerngehäuse herausnehmen und im Backofen auf einem Blech bei 180 Grad ca. 15 Minuten dünsten.

Die Fleischstücke aufschneiden (gegen die Faser) und die Soße auf den Teller geben.

Die gedünsteten Apfelstücke dazu geben.

Kamel

Allgemeine Informationen

Kamelfleisch kommt hauptsächlich aus Afrika und ist zum Export freigegeben. In Australien gibt es zurzeit ca. 100.000 wildlebende Dromedare.

Aus religiösen Gründen lehnen z. B. gläubige Juden und Hindus dieses Fleisch ab.

Das Kamelfleisch ist außer dem Höcker, sehr fettarm und grobfaserig. Zum Beispiel wird der Höcker in Somalia zuerst den Männern angeboten, dann erst darf die Frau zugreifen. Die Hoden und das Herz sind komplett den Männern vorbehalten, dafür dürfen sie die Füße nicht verspeisen.

Das Fleisch von jüngeren Tieren ist sehr schmackhaft und erinnert an Rindfleisch. Es ist es von leicht trockener Konsistenz und sollte am besten mit einer leckeren Soße serviert werden.

Dazu passt jedes Gemüse, Salat und auch andere Beilagen.

Kamel Hackfleischpfanne

Zutaten:

- ➤ 700 g Kamel Hackfleisch
- ➤ 4 EL Olivenöl
- ➤ 3 große Tomaten
- ➤ 2 Zwiebeln
- ➤ 200 ml Sahne
- ➤ 200 g Emmentaler Käse
- ➤ ½ TL Salz
- ➤ 2 - 3 Prisen Pfeffer
- ➤ 1 EL gemischte Kräuter

Zubereitung:

Olivenöl in die heiße Pfanne geben, das Hackfleisch dazu geben. Die Zwiebeln und die Tomaten grob würfeln, zum Fleisch geben und alles gut anbraten. Die Fleischmasse in eine Auflaufform schütten, mit der Sahne benetzen. Käse darüber streuen und im Backofen auf 200 Grad ca. 35 Minuten überbacken. Dazu wird Low Carb Brot gereicht und Salate.

Kamelfleisch Eintopf

Zutaten:

- 600 g Kamelgulasch
- 2 Zwiebeln
- 2 Knoblauchzehen
- 1 Karotte
- 2 TL Johannisbrotkernmehl
- 1 L Gemüsebrühe
- 1 Blumenkohl
- 2 TL Petersilie (gehackt)
- 2 Lorbeerblätter
- 3 EL Olivenöl
- 1 TL Salz
- ½ TL Pfeffer

Zubereitung:

Zwiebeln und Möhre würfeln, Knoblauch zerdrücken und in dem Olivenöl anschwitzen. Johannisbrotkernmehl einrühren. Das Fleisch in kleinen Portionen dazugeben und anbraten. Mit der Gemüsebrühe ablöschen, aufkochen und auf kleiner Flamme ca. 45 Minuten köcheln lassen.

Blumenkohl in kleine Stücke schneiden und mit der Petersilie und dem Lorbeer dazugeben und ca. 20 - 25 Minuten fertig garen.

Kamelgulasch mit Datteln

Zutaten:

- ➢ 700 g Kamelgulasch
- ➢ 1 große Zwiebel
- ➢ 3 Knoblauchzehen
- ➢ 1 Stange Lauch
- ➢ 2 Möhren
- ➢ 2 EL entsteinte Datteln
- ➢ 3 EL geröstete Mandelblättchen
- ➢ 1 - 2 TL Johannisbrotkernmehl
- ➢ 5 EL Olivenöl
- ➢ 1 L Fleischbrühe
- ➢ 1-2 TL Chili
- ➢ 1 TL Zimt
- ➢ ½ TL Salz
- ➢ 2 - 3 Prisen Pfeffer
- ➢ 1 - 2 TL Kurkumapulver
- ➢ 1 TL Ingwerpulver
- ➢ 3 EL kaltes Wasser

Zubereitung:

Alle Gewürze und das Olivenöl mit dem Fleisch in einer großen Schüssel gut mischen.

Das Fleisch in einem Bräter mit dem Öl anbraten.

Zwiebel, Lauch, Möhren und Knoblauch klein würfeln und kurz mitbraten, mit der Fleischbrühe ablöschen.

Aufkochen lassen und zugedeckt bei kleiner Hitze ca. eine Stunde köcheln lassen, bis das Fleisch weich ist. Johannisbrotkernmehl und kaltes Wasser vermischen und zum Fleisch geben.

Die Datteln würfeln und hinzufügen.

Mit Deckel nochmal ca. 15 Minuten köcheln lassen, bis die Masse leicht eingedickt ist.

Das Fleisch in eine Schüssel geben und mit den Mandelblättchen bestreuen.

Kamelbällchen mit Käse

- ➢ 600 g Kamelhack
- ➢ 1 große Zwiebel
- ➢ 1 Stange Lauch
- ➢ 2 Knoblauchzehen
- ➢ 1 Möhre
- ➢ 1 TL geriebene Zitronenschale
- ➢ 1 Chilischote
- ➢ 1 TL Curry
- ➢ 1 TL Koriander
- ➢ 1 TL Minze
- ➢ ½ TL Salz
- ➢ 2 - 3 Prisen Pfeffer
- ➢ 2 Eier
- ➢ 2 EL Eiweißpulver (neutral)
- ➢ 200 g Ziegenkäse
- ➢ 3 - 4 EL Olivenöl
- ➢ 2 - 3 EL Mandelblättchen

Zubereitung:

Hackfleisch, Eier, Eiweißpulver und alle Gewürze in einer Schüssel vermischen.

Zwiebel, Lauch und Möhre klein würfeln, den Knoblauch klein pressen, die Chilischote sehr fein hacken, zu dem Hackfleisch geben und wieder mischen.

Zu kleinen Bällchen formen und auf ein geöltes Backblech setzen.

Mit dem Käse bestreuen.

Im vorgeheizten Ofen bei 180 Grad ca. 25 - 30 Minuten backen.

Auf einer Platte servieren und die Fleischbällchen mit Mandelblättchen bestreuen.

Känguru

Allgemeine Informationen

Das Fleisch ist dunkel rot. Es ist sehr hochwertig und hat wenig Cholesterin, viel Eiweiß, Eisen und Vitamine.

Wegen des Fettanteils von nur 2 % wird es bei vielen Diäten eingesetzt.

Kängurufleisch ist eine gesunde Alternative zu Lamm, Schwein oder Rind.

Man kann es braten, kochen, grillen oder schmoren.

Wegen des geringen Fettgehalts darf man das Fleisch nur kurz braten oder garen.

Tipp: Auf keinen Fall darf es ganz durchgebraten werden, dann wird es zäh und fade und schmeckt etwa wie trockengebratene Leber.

Wer rosa Fleisch nicht mag, der sollte auf Känguru besser verzichten.

Känguru mit Tomaten

Zutaten:

- 700 g Känguru Hüfte
- 5 EL Olivenöl
- 1 Zwiebel
- 1 Möhre
- 1 Knoblauchzehe
- 3 große Tomaten
- 1 TL Oregano
- ½ TL Salz
- 2 - 3 Prisen Pfeffer
- 10 schwarze Oliven (entkernt)

Zubereitung:

Zwiebel, Möhre und den Knoblauch klein würfeln und in der Pfanne mit 3 EL Öl anschwitzen. Tomaten würfeln und mit Oregano, Salz und Pfeffer in die Pfanne geben. 10 Minuten auf kleiner Flamme köcheln lassen.

Die Känguruhüfte mit Öl bestreichen und in einer feuerfesten Form im Ofen bei ca. 200 Grad 20 - 30 Minuten braten. Das Fleisch sollte noch rosa sein.

Kängurufilets mit Senf

Zutaten:

- ➤ 2 Kängurufilets
- ➤ 3 Schalotten
- ➤ 1 kleine Zwiebel
- ➤ 1 Knoblauchzehe
- ➤ 1 Schlangengurke
- ➤ 6 EL frisch gehackte Kräuter
- ➤ 1 EL scharfer Senf
- ➤ 300 ml Weißwein
- ➤ 1 TL Zitronensaft
- ➤ ½ TL Honig
- ➤ 6 EL Crème fraîche
- ➤ 3 - 4 EL Olivenöl
- ➤ ½ TL Knoblauchsalz
- ➤ 1 - 2 Prise schwarzer Pfeffer
- ➤ Alufolie

Zubereitung:

Kängurufilets ca. 2 Stunden vor dem Zubereiten aus dem Kühlschrank nehmen. Dann waschen und trocken tupfen. Schalotten und die Zwiebel sowie Knoblauchzehe schälen und fein würfeln.

Schlangengurke schälen, Kerne entfernen und in Spalten schneiden.

Olivenöl in einer Pfanne erhitzen. Kängurufilets zufügen und bei starker Hitze von beiden Seiten scharf anbraten. Fleisch herausnehmen, in Alufolie wickeln und ca. 10 Minuten im Backofen bei 80 Grad ziehen lassen.

Darauf achten, dass das Fleisch innen zartrosa bleibt.

Schlangengurke in den Bratensud geben und dünsten. Crème fraîche, Weißwein, Zitronensaft, Honig und Senf hinzufügen, aufkochen lassen und mit Kräutersalz und schwarzem Pfeffer abschmecken.

Das Fleisch aus dem Backofen nehmen, ca. 5 - 7 Minuten ruhen lassen, etwas salzen und aufschneiden.

Gurken-Senf-Gemüse zusammen mit den Kängurufilets auf Tellern anrichten und mit den gehackten Kräutern garnieren.

Känguru-Lauch-Chili

Zutaten:

> 4 Kängurufilets

> 2 Stangen Lauch

> 1 rote Chilischote

> 1 Knoblauchzehe

> 3 EL stückige Tomaten

> 200 ml Fleischbrühe

> 4 EL Tomatenmark

> 1 TL Sambal Oelek

> ½ TL Salz

> 1 - 2 Prisen Cayennepfeffer

Zubereitung:

Kängurufilets durch den Fleischwolf drehen. Lauch waschen, putzen und in Ringe schneiden. Chilischote waschen, längs aufschneiden, entkernen und in Würfel schneiden. Knoblauchzehe schälen und fein hacken.

Fleisch und Tomatenmark ohne Zugabe von Fett in einem heißen Topf krümelig anbraten. Lauch, Chili, Knoblauch, stückige Tomaten und Fleischbrühe zufügen, aufkochen lassen und mit geschlossenem Deckel auf kleiner Hitze ca. 30 - 35 Minuten köcheln lassen. Vor dem Servieren mit Sambal Oelek, Salz und Pfeffer abschmecken.

Känguru in Schmand

Zutaten:

- 600 g Känguru-Filet
- 3 EL Olivenöl
- 250 g Schmand
- 3 Schalotten
- 1 kleine Möhre
- ½ TL Salz
- 1 - 2 Prisen Pfeffer

Zubereitung:

Schalotten und Möhre klein würfeln.

Schalotten und die Möhre anschwitzen und mit Schmand aufgießen und kurz köcheln lassen.

Mit Salz und Pfeffer abschmecken.

Öl in einer Pfanne erhitzen, Filets von beiden Seiten 2 - 3 Minuten anbraten, dann für weitere 3 Minuten warm stellen. Danach die Filets aufschneiden und mit der noch heißen Soße servieren.

Krokodil

Allgemeine Informationen

Krokodile standen unter internationalem Artenschutz (1960).

In der heutigen Zeit hat sich der Bestand durch verschiedene Zuchtanlagen (die vor allem der Arterhaltung dienen) weitgehend stabilisiert. Kommerzielle Krokodilfarmen dürfen neben der Nutzung des Leders auch das Fleisch vermarkten.

Krokodilfleisch kommt vorwiegend aus Thailand, Südafrika und Simbabwe.

Krokodilfleisch ist vergleichbar mit Huhn oder Pute. Es hat sehr festes weißes Fleisch, kräftigeres Muskelgewebe und ist, bei richtiger Zubereitung, sehr zart.

Der Fettgehalt liegt bei 1,9% und ist sehr cholesterinarm und auch schnell zubereitet.

Auch geschmacklich soll Krokodil an Hühnchen erinnern, kann aber auch eine leichte Fischnote verbreiten.

In Afrika grillt man das Krokodilfleisch über offenem Feuer oder verwendet man in Eintöpfen und Suppen und lässt sich auch hervorragend in Koteletts oder Steaks zerlegen.

Krokodil-Curry

Zutaten:

- ➤ 600 g Krokodil-Filet
- ➤ 2 Tomaten
- ➤ 2 Zwiebeln
- ➤ 300 ml Kokosmilch
- ➤ 120 g Käse
- ➤ ½ TL Salz
- ➤ 2 - 3 Prisen Pfeffer
- ➤ 1 TL Curry
- ➤ 1 EL Tomatenmark
- ➤ 4 EL Olivenöl

Zubereitung:

Zwiebeln und Tomaten würfeln und in der Pfanne mit 2 EL Öl anbraten, bis sie glasig sind. Curry und Tomatenmark und Gewürze hinzu geben.

Krokodilfleisch in mundgerechte Stücke schneiden und in der Pfanne mit 2 EL Öl ca. 20 Minuten braten. Zum Ende den Käse und die Kokosnussmilch hinzugeben und zart schmelzen lassen.

Kroko-Gemüse-Pfanne

Zutaten:

- 600 g Krokodilfleisch
- 2 rote Paprika
- 2 Möhren
- 4 Stangen Staudensellerie
- 4 EL Olivenöl

Zutaten für die Marinade:

- 1 Knoblauchzehe
- 2 EL Tomatenmark
- 1 EL Weinbrand
- 3 EL Sojasoße
- 2 EL Olivenöl
- ½ TL Salz
- 2 - 3 Prisen schwarzer Pfeffer

Zubereitung:

Krokodilfleisch waschen, trocken tupfen und in mundgerechte Stücke schneiden. Alle Zutaten für die Marinade gut mischen und das Fleisch darin für 3 - 4 Stunden einlegen.

Paprikas schälen, Kerngehäuse entfernen und in Spalten schneiden. Möhre schälen und in feine Stifte schneiden. Staudensellerie putzen und in Spalten schneiden.

Olivenöl in einer Pfanne erhitzen und das Fleisch darin scharf anbraten. Hitze reduzieren, 2 EL von der Marinade zufügen und unter regelmäßigem Wenden ca. 5 Minuten weiter braten.

Da das Fleisch sehr fettarm ist darauf achten, dass es nicht verbrennt. Gemüse und noch etwas von der Marinade zufügen und bei schwacher Hitze ca. 5 - 10 Minuten ziehen lassen.

Marinierte Krokosteaks

Zutaten:

- ➤ 4 Krokodilsteaks à 4 - 5 cm dick

Zutaten für die Marinade:

- ➤ 2 Zwiebeln
- ➤ 2 Knoblauchzehen
- ➤ 3 EL Olivenöl
- ➤ ½ TL Honig
- ➤ 4 EL pürierte Mangos
- ➤ 2 TL Zitronensaft
- ➤ 1 TL Kurkuma
- ➤ 1 TL Ingwerpulver
- ➤ ½ TL Salz
- ➤ 2 - 3 Prisen weißer Pfeffer

Zubereitung:

Zwiebeln und Knoblauchzehen schälen, fein hacken und mit den restlichen Zutaten für die Marinade mischen. Krokodilsteaks waschen, trocken tupfen und über Nacht in die Marinade einlegen. Eine Pfanne erhitzen und das Fleisch darin ohne Zugabe von Fett scharf anbraten. Etwas Marinade zufügen, darauf achten, dass das Fleisch nicht verbrennt und ca. 5 - 8 Minuten ziehen lassen.

Krokogulasch mit Kokos

Zutaten:

- 600 g Krokodilfleisch
- 2 rote Paprikas
- 2 Knoblauchzehen
- 1 EL Tomatenmark
- 2 EL zuckerfreier Ananassaft
- 250 ml Kokosmilch (Dose)
- 2 TL Kokosflocken
- 3 - 4 EL Olivenöl
- 2 EL Currypaste
- ½ TL Salz
- 2 - 3 Prisen Pfeffer

Zubereitung:

Krokodilfleisch waschen, trocken tupfen und in mundgerechte Stücke schneiden. Paprikas schälen, Kerngehäuse entfernen und in Würfel schneiden. Knoblauchzehen schälen und fein hacken.

Olivenöl in einer Pfanne erhitzen. Fleisch zufügen und scharf anbraten. Paprika, Knoblauch und Tomatenmark zufügen und mit anbraten. Kokosmilch und Ananassaft aufkochen lassen und bei schwacher Hitze ca. 5 - 8 Minuten ziehen lassen. Kokosflocken unterheben und mit Currypaste, Salz und Pfeffer abschmecken.

Lama

Allgemeine Informationen

Die südamerikanischen Kamele kann man heutzutage in „Nutztiere" (Lamas und Alpakas) und „freilebende Tiere" (Vikunjas und Guanakos) untergliedern.

Die Kamele der amerikanischen Anden (dazu zählen auch: Alpakas, Vikunjas und Guanakos) waren auch immer ein Grundnahrungsmittel und wichtiger Eiweißlieferant. Seit Mitte der 90er Jahre wird nun der Export von Lamafleisch gefördert.

Seit 2004 haben die bolivianische Behörde für Nahrungsmittelsicherheit SENASAG und der schweizerische Entwicklungsdienst den amtlichen Export konkretisiert.

Das Lamafleisch ist dunkelrot, feinfaserig und angenehm im Geschmack. Es hat einen herausragend geringen Cholesterin- und Fettgehalt und ist vergleichbar mit Geflügelfleisch.

Der Cholesteringehalt beträgt ca. 1/10 von Lamm- und Rindfleisch. Das ideale Alter für die Fleischverarbeitung liegt bei ca. zwei Jahren.

Der Cholesterinwert liegt bei 3,69 Prozent und ist im Vergleich zu anderen Fleischprodukten sehr niedrig. So kann das Lamafleisch durchaus Eingang in eine fett- und cholesterinarme Ernährung finden.

Aufgrund des geringen Fettgehaltes wird eine niedrige Temperatur beim Zubereiten empfohlen.

Lamasteaks mit Pilzen

Zutaten:

- 4 Lamasteaks à 3 - 4 cm dick
- 300 g frische Pilze
- 100 g durchwachsener Speck
- 4 EL gehackte Kräuter
- 4 EL Olivenöl
- 3 EL Crème fraîche
- 1 Prise Muskat
- 1 TL Kräutersalz
- 2 - 3 Prisen weißer Pfeffer

Zubereitung:

Lamasteaks waschen und trocken tupfen. Pilze putzen und in mundgerechte Stücke schneiden. Schinkenspeck würfeln

Olivenöl in einer Pfanne erhitzen, Lamasteaks zufügen, von allen Seiten anbraten und mit Kräutersalz und Pfeffer würzen. Deckel auflegen und das Fleisch bei schwacher Hitze ca. 20 Minuten garen. Dann herausnehmen und in Alufolie wickeln und warm stellen.

Speck im Bratensud anbraten. Pilze zufügen und unter ständigem Rühren garen, bis die Flüssigkeit völlig verdampft ist. Crème fraîche dazu geben und alles mit Muskat, Salz und Pfeffer abschmecken. Die Pilz-Rahmsoße mit Kräutern garnieren und zusammen mit den Steaks servieren.

Lamasteaks mit Eisbergsalat

Zutaten:

- ➤ 4 Lamasteaks à 3 - 4 cm dick
- ➤ 3 EL Olivenöl
- ➤ ½ TL Knoblauchsalz
- ➤ 1 - 2 Prisen schwarzer Pfeffer
- ➤ 1 - 2 Prisen weißer Pfeffer
- ➤ Alufolie
- ➤ 1 Eisbergsalat
- ➤ 10 Cocktailtomaten

Zutaten für die Butter:

150 g weiche Butter

3 EL gehackte Kräuter

1 EL Olivenöl

1 TL süßer Senf

½ TL Knoblauchsalz

1 - 2 Prisen schwarzen Pfeffer

2 TL Zitronensaft

Zubereitung:

Butter in einer Schüssel glatt rühren und mit den Kräutern und den übrigen Zutaten mischen. Butter vor dem Servieren ca. 2 - 3 Stunden in den Kühlschrank stellen.

Lamasteaks waschen und trocken tupfen.

Olivenöl in einer Pfanne erhitzen und das Fleisch bei starker Hitze von beiden Seiten ca. 2 - 3 Minuten scharf anbraten. Öfters mit dem Öl übergießen. Fleisch herausnehmen, in Alufolie wickeln und ca. 10 Minuten im Backofen bei 120 Grad ziehen lassen. Darauf achten, dass das Fleisch zartrosa bleibt.

Das Fleisch aus dem Backofen nehmen und ca. 5 Minuten ruhen lassen und mit etwas Salz und Pfeffer würzen.

Eisbergsalat klein zupfen, waschen und die Blätter auf einen großen Teller legen.

Die Steaks auf Teller anrichten, Butterstücke auf das warme Fleisch geben und servieren.

10 Cocktailtomaten halbieren und über das Fleisch geben.

Marinierte Lamafilets

- ➤ 4 Lamafilets à 2 - 3 cm dick
- ➤ 2 rote Chilischoten
- ➤ 4 Schalotten
- ➤ 3 Knoblauchzehen
- ➤ 2 EL Zitronensaft
- ➤ 1 TL frischen Ingwer
- ➤ 5 EL Olivenöl
- ➤ 2 EL Sojasoße
- ➤ 1 TL Kräutersalz
- ➤ 2 - 3 Prisen Pfeffer

Zubereiten:

Chilischoten waschen, längs aufschneiden, entkernen und in Würfel schneiden. Schalotten und Knoblauchzehen schälen und fein hacken. Ingwer schälen und fein reiben. Aus allen Zutaten eine Marinade herstellen.

Lamafilets waschen, trocken tupfen und über Nacht in der Marinade ziehen lassen. Olivenöl in einer Pfanne erhitzen und die Filets von jeder Seite 2 - 3 Minuten anbraten. Das Fleisch sollte im Inneren zartrosa sein. Filets erneut mit der Marinade beträufeln und servieren.

Lamafilets in Ananas-Curry

Zutaten:

- ➤ 4 Lamafilets à 2 - 3 cm dick
- ➤ 2 Zwiebeln
- ➤ 2 Lauchstangen
- ➤ 1 Möhre
- ➤ 100 ml flüssige Sahne
- ➤ 3 EL Crème fraîche
- ➤ 6 EL zuckerfreie Ananasstücke
- ➤ 2 - 3 EL Olivenöl
- ➤ ½ TL süßer Senf
- ➤ ½ TL Honig
- ➤ 2 - 3 TL Currypulver
- ➤ 1 TL Paprikapulver (süß)
- ➤ ½ TL Paprikapulver (scharf)
- ➤ 1 TL Salz
- ➤ 2 - 3 Prisen Pfeffer
- ➤ Alufolie

Zubereitung:

Lamafilets ca. 1 Stunde vor dem Zubereiten aus dem Kühlschrank nehmen, waschen und trocken tupfen. Zwiebeln, Lauch, Möhre schälen und fein hacken.

Olivenöl in einer Pfanne erhitzen. Lamafilets zufügen und bei starker Hitze von beiden Seiten ca. 2 Minuten scharf anbraten.

Fleisch herausnehmen, in Alufolie wickeln und ca. 10 Minuten im Backofen bei 120 Grad ziehen lassen. Darauf achten, dass das Fleisch innen zartrosa bleibt.

Ananasstücke, Zwiebeln, Lauch und Möhre in den Bratensud geben und anbraten. Sahne und Crème fraîche zufügen, aufkochen lassen und mit Honig, Senf, Pfeffer und Currypulver abschmecken.

Das Fleisch aus dem Backofen nehmen, ca. 5 Minuten ruhen lassen, etwas salzen und aufschneiden.

Lamafilets auf Tellern anrichten und mit der Ananas-Curry-Soße beträufeln.

Mufflon

Allgemeine Informationen

Der Europäische Mufflon (Ovis orientalis musimon), kurz Muffel genannt, ist die westlichste und kleinste Unterart des Mufflons.

Das Mufflon ist das kleinste wilde Schaf und in Mitteleuropa war das Mufflon lange Zeit ausgestorben und es lebte nur noch auf den Inseln Korsika und Sardinien. Inzwischen aber wurden Mufflons auch bei uns wieder angesiedelt.

Das Fleisch vom Mufflon schmeckt nicht wie das von einem Schaf. Es hat einen eigenen speziellen „Mufflongeschmack" der aber sehr geprägt ist vom Geschlecht des Tieres und seinem Alter.

Kenner ziehen Mufflonfleisch dem des Rehes oder der Wildsau vor.

Sie können bei Wildrezepten mit Reh- oder Lammfleisch das Fleisch in Mufflonfleisch austauschen. Die Zubereitung ist das Gleiche.

Mufflon in Weinbrand

Zutaten:

- 4 Mufflonsteaks à 3 - 4 cm dick
- 8 Frühlingszwiebeln
- 1 Rosmarinzweig
- 2 - 3 EL Weinbrand
- 1 EL Zitronensaft
- 4 EL Crème fraîche
- 4 EL Olivenöl
- 100 ml Gemüsebrühe
- ½ TL Salz
- 2 - 3 Prisen schwarzer Pfeffer

Zubereitung:

Mufflonsteaks waschen, trocken tupfen, mit Pfeffer würzen und in einer heißen Pfanne mit 2 EL Olivenöl von beiden Seiten 2 - 3 Minuten anbraten, mit Zitronensaft beträufeln und warm stellen.

Restliches Öl in den Bratensud geben. Frühlingszwiebeln und Rosmarin zufügen und kurz anbraten. Gemüsebrühe, Crème fraîche und Weinbrand zufügen und aufkochen lassen. Mit Salz und Pfeffer abschmecken. Fleisch zufügen und bei schwacher Hitze ca. 5 - 8 Minuten ziehen lassen.

Mufflon-Geschnetzeltes

Zutaten:

- ➢ 500 g Mufflonfleisch
- ➢ 3 Schalotten
- ➢ 1 Zwiebel
- ➢ 2 Knoblauchzehen
- ➢ 1 kleine Möhre
- ➢ 3 EL gehackte Kräuter
- ➢ 4 EL Olivenöl
- ➢ 100 ml flüssige Sahne
- ➢ 3 EL Crème fraîche
- ➢ 100 ml Rotwein
- ➢ 150 ml Wildfond
- ➢ 1 Lorbeerblatt
- ➢ 1 TL Balsamico Essig
- ➢ 1 TL scharfer Senf
- ➢ 1 TL Wildgewürz
- ➢ ½ TL Salz
- ➢ 2 - 3 Prisen schwarzer Pfeffer
- ➢ Alufolie

Zubereitung:

Mufflonfleisch waschen, trocken tupfen und in mundgerechte Stücke schneiden. Schalotten, Zwiebel und Knoblauchzehen schälen und fein hacken. Möhre schälen und in schmale Stifte schneiden.

Olivenöl in einer Pfanne erhitzen. Mufflonfleisch, Möhrenstifte, Schalotten und Knoblauch zufügen, mit den Gewürzen anbraten.

Wildfond, Sahne, Crème fraîche und Rotwein angießen und aufkochen lassen. Lorbeerblatt, Senf und Balsamico zufügen und bei schwacher Hitze ca. 30 - 40 Minuten schmoren lassen.

Kräuter zufügen, mit Salz und Pfeffer würzen und noch ca. 5 Minuten in der Alufolie ziehen lassen.

Mufflon mit Preiselbeeren

Zutaten:

- ➤ 6 Mufflonmedaillons
- ➤ 2 Schalotten
- ➤ 1 Knoblauchzehe
- ➤ 2 TL scharfer Meerrettich
- ➤ 150 g Preiselbeeren
- ➤ 3 EL Weißwein
- ➤ 100 ml flüssige Sahne
- ➤ 2 EL Crème fraîche
- ➤ 4 EL Olivenöl
- ➤ 3 TL Wacholderbeeren
- ➤ 3 TL getrocknete, grüne Pfefferkörner
- ➤ ½ TL Salz
- ➤ 2 - 3 Prisen weißer Pfeffer

Zubereitung:

Schalotten und Knoblauchzehe schälen und fein hacken. Mufflon-medaillons waschen und trocken tupfen. Grüner Pfeffer und Wacholderbeeren im Mörser zerstoßen und die Medaillons damit würzen.

2 EL Olivenöl in einer Pfanne erhitzen und das Fleisch darin rundum 2 - 3 Minuten braten. Dann herausnehmen, in eine feuerfeste Form legen und im vorgeheizten Backofen bei 120 Grad ca. 5 - 6 Minuten garen.

In der Zwischenzeit 2 EL Olivenöl in einem Topf erhitzen und die Schalotten darin glasig anbraten. Mit Wein ablöschen und verkochen lassen, bis kaum noch Wein vorhanden ist. Crème fraîche, Sahne und Preiselbeeren unterheben und aufkochen lassen.

Knoblauch und Meerrettich zufügen und ca. 5 Minuten köcheln lassen. Mit Salz und Pfeffer würzen und nach Belieben die Soße pürieren.

Fleisch auf Teller anrichten und mit der Preiselbeersoße beträufeln.

Mufflon in Kokosmilch

Zutaten:

- ➢ 400 g Mufflonfleisch
- ➢ 1 rote Paprika
- ➢ 1 Knoblauchzehe
- ➢ 1 EL Tomatenmark
- ➢ 1 EL zuckerfreier Ananassaft
- ➢ 150 ml Kokosmilch (Dose)
- ➢ 1 TL Kokosflocken
- ➢ 3 - 4 EL Olivenöl
- ➢ 1EL Currypaste
- ➢ ½ TL Salz
- ➢ 2 - 3 Prisen Pfeffer

Zubereitung:

Mufflonfleisch waschen, trocken tupfen und in mundgerechte Stücke schneiden. Paprika schälen, Kerngehäuse entfernen und in Würfel schneiden. Knoblauchzehe schälen und fein hacken.

Olivenöl in einer Pfanne erhitzen. Fleisch zufügen und scharf anbraten. Paprika, Knoblauch und Tomatenmark zufügen und mit anbraten. Kokosmilch und Ananassaft zufügen, aufköcheln lassen und bei schwacher Hitze ca. 5 - 8 Minuten ziehen lassen. Kokosflocken unterheben und mit Currypaste, Salz und Pfeffer abschmecken.

Rentier

Allgemeine Informationen

Das Ren (fachsprachliche Mehrzahl Rener) oder Rentier (Rangifer tarandus) ist eine Säugetierart aus der Familie der Hirsche (Cervidae).

Das Fleisch vom Rentier ist besonders zart und fettarm. Es zeichnet sich durch einen leichten Wildgeschmack aus und ähnelt auch dem Rindfleisch. Gehandelt wird es als das Edelste Fleisch des Nordens und so schmeckt es auch.

Aufgrund seines geringen Fettgehalts muss es sehr schonend Zubereitet werden, damit es nicht zu zäh und trocken wird. Nach dem anbraten die Hitze drosseln.

Das Fleisch ist zart, dunkel und schmeckt nach Wild.

Die Fette des Rentierfleisches sind reich an mehrfach ungesättigten Fettsäuren und daher den Fischfetten ähnlich.

Das Rentierfleisch hat einen hohen Eiweißgehalt.

Rentier mit Walnuss-Püree

Zutaten:

- 4 Rentiersteaks à 3 - 4 cm dick
- 400 g Sellerie
- 2 EL Zitronensaft
- 4 EL gehackte Walnüsse
- 100 ml Milch
- 2 EL Butter
- 1 Prise Muskat
- 1 TL Salz (Für Salzwasser Sellerie)
- 3 EL Olivenöl
- 2 - 3 Prisen Pfeffer

Zubereitung:

Sellerie putzen, waschen, schälen und in Würfel schneiden. In kochendem Salzwasser weich kochen. Danach alles durch die Kartoffelpresse geben und mit Kräutersalz, Pfeffer und Muskat abschmecken. Butter und Milch zufügen und solange Rühren, bis die gewünschte Konsistenz erreicht ist. Gehackte Walnüsse unterheben.

Steaks waschen, trocken tupfen, mit Salz und Pfeffer würzen und in einer heißen Pfanne mit Olivenöl von beiden Seiten 2 - 3 Minuten anbraten. Mit Zitronensaft beträufeln und zusammen mit dem Sellerie-Walnuss-Püree servieren.

Rentier mit Crème fraîche

Zutaten:

- ➢ 4 Rentiersteaks à 150 - 200 g
- ➢ 2 Knoblauchzehen
- ➢ 2 Schalotten
- ➢ 125 g Crème fraîche
- ➢ 2 - 3 Prisen Salz
- ➢ 2 - 3 Prisen Pfeffer
- ➢ 1 - 2 TL Johannisbrotkernmehl
- ➢ 2 EL Olivenöl
- ➢ 2 EL Butter
- ➢ ¼ L Rotwein
- ➢ 1 Prise Muskatnuss

Zubereitung:

Knoblauchzehen, Schalotten klein würfeln, die Petersilie waschen, trockentupfen und hacken. Die Steaks pfeffern. Das Öl in einer Pfanne erhitzen, die Butter zufügen, und die Steaks auf jeder Seite ca. 3 Minuten braten, salzen, herausnehmen und warm stellen. Die Knoblauchzehen im Bratfett kurz durchschwenken und wieder herausnehmen. Schalotten unter Rühren andünsten, mit dem Wein ablöschen und einige Minuten köcheln lassen. Crème fraîche zufügen, mit Salz, Pfeffer und Muskatnuss abschmecken und mit der Petersilie bestreuen. Die Steaks mit der Soße servieren.

Rentierschmortopf

Zutaten:

- ➢ 600 g Rentierfleisch
- ➢ 150 g Speck
- ➢ 250 g Champignons
- ➢ 1 Zwiebel
- ➢ 3 EL Olivenöl
- ➢ 200 ml Wasser
- ➢ 300 ml Schmand
- ➢ 2 EL Crème fraîche
- ➢ 100 ml Milch
- ➢ 3 Scheibe Ziegenkäse
- ➢ 5 Wacholderbeeren (zerstoßen)
- ➢ 1/2 TL Thymian (getrocknet)
- ➢ 1 TL Salz
- ➢ 2 - 3 Prisen Pfeffer

Zubereitung:

Den Speck würfeln.

Pilze unter fließendem Wasser abbürsten.

Zwiebel schälen und in kleine Würfel schneiden.

Das geschabte Rentierfleisch, den Speck, Zwiebel und die Pilze rasch bei starker Hitze in einer Pfanne portionsweise anbraten.

Danach in einen großen Topf geben. Wasser zugeben, kurz aufkochen und dann 10 - 15 Minuten ziehen lassen.

Dann Schmand, Milch, Crème fraîche, Ziegenkäse, Wacholderbeeren und Thymian zugeben, nochmals 5 - 8 Minuten ziehen lassen.

Mit Salz und Pfeffer abschmecken.

Rentierbraten mit Hagebutten

Zutaten:

- 600 g Rentierrückenfilet
- 2 Zwiebeln
- 3 EL Olivenöl
- 100 g Butter
- 250 g Wildfond
- 2 - 3 TL Johannisbrotkernmehl
- 150 ml flüssige Sahne
- 5 EL Hagebuttenmus
- 3 EL Balsamicoessig
- 2 EL Apfeldicksaft
- 2 -3 Prisen Cayennepfeffer
- 1 TL Salz
- 2 - 3 Prisen Pfeffer
- 1 EL Zitronensaft

Zubereitung:

Das Fleisch waschen, trocken tupfen, von Haut und Sehnen befreien und mit Salz und Pfeffer einreiben. Die Zwiebeln schälen und hacken.

Olivenöl in einem Bräter erhitzen und das Rentier-Fleisch darin von allen Seiten gut anbraten. Die Zwiebeln zugeben und mitschmoren.

Im Backofen ca. 25 Minuten schmoren. Die Butter in einem Extratopf erwärmen. Während des Garens das Fleisch mit der flüssigen Butter bestreichen. Das Rentier-Fleisch aus dem Bräter nehmen und warm stellen.

Den Bratenfond mit dem Wildfond kochen, durchsieben und wieder aufkochen. Das Johannisbrotkernmehl mit dem Schneebesen verrühren und die Soße damit binden. Das Hagebuttenmus, Balsamicoessig und Apfeldicksaft einrühren, mit Salz, Pfeffer und Cayennepfeffer abschmecken und das Fleisch in Scheiben schneiden.

Schlange

Allgemeine Informationen

Schlangenfleisch wird hauptsachlich in den USA, Asien, Afrika und China verzehrt.

Es gilt als sehr mager und hat nur 3,7 g Fett pro 100 g. Das Aussehen und Geschmack erinnert an Geflügelfleisch.

Das helle Schlangenfleisch muss lange gegart werden.

Achtung: Das Fleisch hat oft Salmonellen!

Das Schlangenfleisch unterscheidet sich von Schlange zu Schlange. Es kann fester als Aal sein oder zart wie Butter.

In Deutschland erhält man das Fleisch nur in Spezialitätenrestaurants/Geschäften oder per Internet.

Panierte Klapperschlange

Zutaten:

- ➤ 1 Klapperschlange
- ➤ 250 g gemahlene Mandeln
- ➤ 2 EL Eiweißpulver (neutral)
- ➤ 2 Eier
- ➤ 1 - 2 Spritzer flüssiger Süßstoff
- ➤ 1 - 2 TL Knoblauchpulver
- ➤ Fett/Öl zum Frittieren
- ➤ ½ TL Salz
- ➤ 2 - 3 Prisen Pfeffer

Zubereitung:

Schlange enthäuten, Innereien entfernen. Das Schlangenfleisch in gleichgroße Stücke schneiden.

Semmelbröseln, Eiweißpulver mischen, den Eiern, dem Süßstoff, Knoblauchpulver, Salz und Pfeffer einen zähen Teig zubereiten. Die Schlangenstücke im Teig panieren.

Pfanne heiß werden lassen (Fritteuse) und die Fleischstücke auf jeder Seite goldgelb ca. 3 - 4 Minuten pro Seite braten.

Schlange im Limettensaft

Zutaten:

- ➢ 1 Klapperschlange
- ➢ 2 frische Limetten
- ➢ 4 Knoblauchzehen
- ➢ 3 EL Olivenöl
- ➢ ½ TL Salz
- ➢ 2 - 3 Prisen Pfeffer

Zubereitung:

1 Limette in dünne Scheiben und auf die Seite stellen. Die Schlange wird in Mundgerechte Stücke geschnitten. Den Knoblauch in kleine Würfel schneiden und mit der Schlange zusammen in einer Pfanne scharf anbraten. Die Schlange und den Knoblauch mit dem Saft einer Limette ablöschen, mit Salz und Pfeffer würzen. Mit den Limetten-Scheiben garnieren.

Klapperschlange mit Käse

Zutaten:

- ➢ 1 Klapperschlange
- ➢ 250 g gemahlene Mandeln
- ➢ 2 EL Eiweißpulver (neutral)
- ➢ 2 Eier
- ➢ 1 - 2 Spritzer Essig
- ➢ 1 - 2 TL Currypulver
- ➢ 1 TL Paprikapulver (süß)
- ➢ Fett/Öl zum Frittieren
- ➢ ½ TL Salz
- ➢ 2 - 3 Prisen Pfeffer
- ➢ 250 g geriebenen Käse

Zubereitung:

Schlange enthäuten, Innereien entfernen. Das Schlangenfleisch in gleichgroße Stücke schneiden. Semmelbröseln, Eiweißpulver mischen, mit den Eiern, dem Süßstoff, den Gewürzen einen zähen Teig zubereiten. Die Schlangenstücke im Teig panieren.

Pfanne heiß werden lassen (Fritteuse) und die Fleischstücke auf jeder Seite goldgelb ca. 3 - 4 Minuten pro Seite braten. Das Fleisch auf ein Backblech legen und bei 200 Grad 15 Minuten im Backofen mit Käse überbacken.

Schlange mit Kokosmilch

Zutaten:

- ➤ 1 Klapperschlange
- ➤ 250 ml Kokosmilch
- ➤ 2 Knoblauchzehen
- ➤ 3 EL Olivenöl
- ➤ ½ TL Salz
- ➤ 2 - 3 Prisen Pfeffer
- ➤ 1 TL Currypulver

Zubereitung:

Die Schlange wird in Mundgerechte Stücke geschnitten. Den Knoblauch in kleine Würfel schneiden und mit der Schlange zusammen in einer Pfanne scharf anbraten. Die Schlange und den Knoblauch mit der Kokosmilch ablöschen, mit Salz, Pfeffer, Curry würzen.

Springbock

Allgemeine Informationen

Der Springbock ist eine afrikanische Antilopenart (Gazellenartig). Der Lebensraum des Springbocks ist Südafrika, er lebt in der offenen Savanne.

Im 19. Jahrhundert wurde der Springbock wegen seines Fleisches massiv bejagt. Heute hat sich die Population wieder auf mehr als 800.000 Tiere erhöht, der Grund ist die gezielte Farmhaltung der Springböcke für den Fleischexport.

Springbockfleisch zählt zu den besten Fleischsorten. Das Fleisch ist in Deutschland im Internet oder im Fachhandel zu bekommen. Springbockfleisch zu kaufen lohnt sich auf jeden Fall, sein feiner Geschmack nach wilden Kräutern und Gräsern überzeugt jeden Feinschmecker.

Springbockspieße

Zutaten:

- ➢ 4 Springbockfilets à 175 g
- ➢ 3 Zwiebeln
- ➢ 1 Stange Lauch
- ➢ 1 rote Paprika
- ➢ 1 gelbe Paprika
- ➢ 1 grüne Paprika
- ➢ 40 g Speckstreifen (Bacon)
- ➢ 4 - 6 EL Sherry
- ➢ 1 EL Zitronensaft
- ➢ ½ TL Salz
- ➢ 1 - 2 Prisen weißer Pfeffer
- ➢ 1 - 2 Prisen schwarzer Pfeffer
- ➢ ½ - 1 EL Paprikapulver (süß)
- ➢ 3 EL Olivenöl
- ➢ Holzspieße

Zubereitung:

Fleisch abspülen, trockentupfen und in fingerdicke Stücke schneiden.

Bacon in dünne Streifen schneiden. Zwiebeln vierteln, den Lauch in Ringe schneiden, Paprika säubern und vierteln.

Fleisch im Wechsel mit Bacon, Paprika und Zwiebeln auf Spieße stecken.

Auf dem Grill pro Seite ca. 4 Minuten kräftig grillen, mit dem Sherry und dem Zitronensaft und den Gewürzen abschmecken.

Springbocksteaks in Marinade

Zutaten:

- ➢ 4 Springbocksteaks à 3 - 4 cm dick
- ➢ 500 ml Rotwein
- ➢ 250 ml Fleischbrühe
- ➢ 2 Zwiebeln
- ➢ 100 g Butter
- ➢ 1 EL Honig
- ➢ 4 EL Senf
- ➢ 3 EL Zitronensaft
- ➢ 3 EL Crème fraîche
- ➢ 3 - 4 Prisen Pfeffer
- ➢ ½ TL Salz
- ➢ 3 - 4 EL Olivenöl
- ➢ 1 - 3 Prisen Muskatnuss
- ➢ Alufolie

Zubereitung:

Das Springbockfleisch mit Pfeffer, Salz und Muskatnuss einreiben.

Anschließend den Rotwein mit dem Senf verrühren und das Fleisch darin ca. 2 - 3 Stunden einlegen.

Bratensoße: Zwiebeln klein würfeln und in Butter glasig dünsten. Fleischbrühe und den Zitronensaft hinzu geben, ca. 15 Minuten auf kleiner Flamme köcheln, später den flüssigen Honig und etwas Butter hinzufügen.

Das abgetropfte Fleisch ein paar Minuten auf beiden Seiten anbraten, damit sich die Poren schließen.

Pfanne heiß werden lassen und das Springbocksteak in Olivenöl ca. 2 - 3 Minuten je Fleischseite braten, es soll noch zart rosa sein.

Das Fleisch 10 Minuten in Alufolie wickeln und ruhen lassen.

Den Bratensaft und Crème fraîche unter die Soße rühren und zusammen mit den Springbocksteaks servieren.

Springbock mit Kürbis

Zutaten:

- ➢ 500 - 700 g Springbockkeule
- ➢ 100 g Schweineschmalz
- ➢ 50 g Butter
- ➢ 250 ml Rinderbrühe
- ➢ 50 ml Weinessig
- ➢ 3 - 4 EL Worcestersoße
- ➢ 3 EL Crème fraîche
- ➢ ½ TL Knoblauchsalz
- ➢ ½ TL Thymian
- ➢ 1 - 2 Prisen Muskatnuß
- ➢ 1 EL Senf (scharf)
- ➢ 1 Nelke
- ➢ 1 TL Salz
- ➢ 2 - 3 Prisen Pfeffer
- ➢ 1 kleiner Kürbis

Zubereitung:

Springbock salzen und pfeffern, in einer Backofenform die Butter zerlassen und das Fleisch und den Schmalz dazu geben. Das Fleisch von allen Seiten bräunen.

Brühe, den Essig, Crème fraîche, die Worcestersoße und die Gewürze dazugeben und alles gut verrühren.

Das Fleisch bei 160 - 180 Grand ca. 60 Minuten im Backofen garen. Dabei regelmäßig mit dem Bratenfond übergießen.

Kürbis:

Den Kürbis halbieren oder vierteln und mit einem EL das Kerngehäuse entfernen.

Die Kürbisteile salzen und pfeffern und einzeln in Alufolie einwickeln.

Bei 175 Grad im Backofen ca. 45 Minuten garen.

Kürbis aus dem Backofen nehmen und zerteilen.

Fleisch aufschneiden.

Geschnetzelter Springbock

Zutaten:

- ➢ 500 g Springbockfleisch
- ➢ 4 EL Olivenöl
- ➢ 2 Zwiebeln
- ➢ 250 g Champignons
- ➢ 1 TL frisch gezupfter Thymian
- ➢ ½ TL Salz
- ➢ 2 - 3 Prisen Pfeffer
- ➢ 2 EL Zitronensaft

Für die Soße:

- ➢ 250 ml Weißwein (trocken)
- ➢ 250 ml Fleischbrühe aus dem Glas
- ➢ 2 - 3 EL Crème fraîche
- ➢ 3 EL Cognac
- ➢ 1 - 2 TL Johannisbrotkernmehl
- ➢ 2 - 3 EL Butter
- ➢ 1 Prise Zucker
- ➢ 2 - 3 Prisen Salz
- ➢ 1 - 2 Prisen Pfeffer

Zubereitung:

Champignons waschen und in Scheiben schneiden. Springbock-fleisch in sehr feine Streifen schneiden, mit ½ TL Salz und Pfeffer würzen und in Olivenöl ca. 3 Minuten anbraten. Champignons zugeben, ca. 2 Minuten mitbraten. Leicht mit dem Zitronensaft würzen. Alles aus der Pfanne nehmen und mit frischem Thymian bestreuen und warm stellen.

Soße:

Zwiebeln in Butter anbraten und mit Weißwein ablöschen.

Crème fraîche und die Fleischbrühe aus dem Glas hinzu geben und ein paar Minuten köcheln lassen.

Johannisbrotkernmehl mit ein paar EL kaltem Wasser anrühren.

Den Sud aus der Pfanne zu der Soße geben und mit Johannisbrot-kernmehl binden.

Mit Salz, Pfeffer, einer Prise Zucker und Cognac würzen und dann die Butter und Crème fraîche zur Soße geben und über das Fleisch schütten.

Strauß

Allgemeine Informationen

Wenn man von Straußenfleisch spricht, meint man das Fleisch des gezüchteten afrikanischen Straußes.

In Deutschland gibt es seit den 1990er Jahren Zuchtbetriebe bzw. Farmen.

Auch in Supermärkten ist das Fleisch oft zu erwerben.

Der Geschmack des Straußenfleisches ähnelt eher dem von Rind oder Bison. Ungebraten ist es kirschrot - etwas dunkler als Rindfleisch.

Das Straußenfleisch ist das magerste Fleisch überhaupt. Es enthält wenig Fett ist cholesterinarm und sehr eisenhaltig.

Straußen-Medaillons

Zutaten:

- 4 Scheiben Medaillons à 3 - 4 cm dick
- 3 EL Ananasstücke (ohne Zucker)
- 100 ml Weißwein (trocken)
- 3 EL Crème fraîche
- ½ TL Currypulver
- ½ TL Salz
- 3 - 3 Prisen schwarzer Pfeffer
- 3 - 4 EL Olivenöl

Zubereitung:

Die Medaillons pfeffern. Die Medaillons von beiden Seiten à 2 - 3 Minuten in Olivenöl braten, aus der Pfanne nehmen und warm stellen. Weißwein, Ananas und Crème fraîche dazugeben und mit Salz und Currypulver abschmecken.

Straußenfilet mit Champignons

Zutaten:

- ➤ 500 g Straußenfilet
- ➤ 200 g frische Champignons
- ➤ 300 g Spargel aus dem Glas
- ➤ 1 Zwiebel
- ➤ 1 Stange Lauch
- ➤ 2 EL Butter
- ➤ 3 EL Crème fraîche
- ➤ 3 EL Cognac
- ➤ 100 ml Fleischbrühe
- ➤ 2 EL Zitronensaft
- ➤ 3 EL Olivenöl
- ➤ ½ TL Salz
- ➤ 2 - 3 Prisen Pfeffer
- ➤ 1 - 2 Prisen Cayennepfeffer
- ➤ ½ Becher geschlagene Sahne
- ➤ 2 EL frische Kräuter

Zubereitung:

Zwiebel und Lauch klein würfeln in Butter andünsten. Die Champignons waschen, in Streifen schneiden und dazu geben. Ca. 2 Minuten mitdünsten.

Den Spargel zu den Champignons geben, mit Cognac, Brühe, Crème fraîche und Zitronensaft ablöschen und Cayennepfeffer abschmecken und warm stellen.

Das Straußenfilet in etwa 2 cm große Würfel schneiden, mit Salz und Pfeffer würzen.

Die Pfanne heiß werden lassen und die Fleischstücke in kleinen Portionen mit Olivenöl von beiden Seiten ca. 3 - 4 Minuten anbraten.

Anschließend zur Soße geben. Diese darf nicht mehr aufgekocht werden. Das Fleisch ein paar Minuten darin ziehen lassen.

Zum Schluss den geschlagenen Rahm unter die Sauce ziehen und mit den Kräutern bestreuen.

Straußensauerbraten

Zutaten:

- 700 g Straußenfleisch von der Keule
- 100 g geräucherter Speck (gewürfelt)
- 3 EL Olivenöl
- ¼ L Wasser
- 1 Brühwürfel
- 2 TL Johannisbrotkernmehl
- 3 EL Weißwein (trocken) (für die Soße)
- 1 EL Zitronensaft
- ½ TL Salz
- 2 - 3 Prisen Pfeffer
- 1 TL Paprikapulver (süß)
- 3 EL Crème fraîche

Zubereitung der Marinade:

- ½ L Weißwein (trocken), 100 ml Essig
- 2 Zwiebeln, 2 Möhren, 3 Knoblauchzehen
- 1 TL Salz, ½ TL schwarzer Pfeffer,
- 1 TL Paprikapulver (süß), 1 - 2 Prisen Nelkenpulver
- 1 - 2 Prisen Muskatnusspulver, 1 Lorbeerblatt

Vorbereitung:

Marinade: Zwiebeln, Möhre in dünne Scheiben schneiden, Knoblauch pressen und aus den genannten Zutaten eine Marinade mischen und das Fleisch einlegen, sodass es vollkommen von der Marinade bedeckt ist.

Das Fleisch sollte für 2 - 3 Tage im Kühlschrank stehen, danach das Fleisch aus der Marinade nehmen und diese mit Hilfe eines Siebes in ihre festen und flüssigen Bestandteile trennen. Das Lorbeerblatt entfernen.

Zubereitung:

Das Öl in einem hohen Bratentopf erhitzen und darin das marinierte Fleisch 4 - 5 Minuten anbraten. Mit Pfeffer und Salz würzen.

Das Fleisch aus dem Topf nehmen und anschließend den Speck im gleichen Öl anbraten.

Die festen Bestandteile der Marinade zugeben und ca. 7 Minuten mit 2/3 der Marinadenflüssigkeit und mit ¼ L Wasser ablöschen.

Das Fleisch danach wieder in den Topf geben und 1 bis 1 ½ Std. bei schwacher Hitze (180 Grad) weichschmoren.

Das Fleisch nochmals aus dem Topf nehmen.

Johannisbrotkernmehl mit 2 - 3 EL kaltem Wasser anrühren. Den Bratenfond mit Johannisbrotkernmehl binden und den Brühwürfel zugeben. Mit Pfeffer, Salz, Paprika, Wein, Zitronensaft und Crème fraîche abschmecken.

Das Ganze noch einige Minuten weiterköcheln lassen. Das Fleisch in Scheiben schneiden und mit Soße übergießen.

Straußenrouladen

Zutaten:

- ➢ 4 dünne Straußenrouladen
- ➢ 8 dünne Dürrfleischscheiben
- ➢ 2 Zwiebeln
- ➢ 1 EL Senf (scharf)
- ➢ 1 EL Tomatenmark
- ➢ 1 EL Majonäse
- ➢ 1 TL Salz
- ➢ 3 - 4 Prisen Pfeffer
- ➢ 1 TL Currypulver
- ➢ 3 EL Olivenöl
- ➢ 250 ml Rotwein
- ➢ 2 EL Zitronensaft
- ➢ 3 - 4 EL Crème fraîche
- ➢ Klammern oder Garn für die Rouladen

Zutaten:

Die Rouladen mit Senf, Tomatenmark, Majonäse bestreichen und mit Salz, Pfeffer und Curry würzen. Zwiebeln in dünne Ringe schneiden und drauf legen, anschließend die Dürrfleischscheiben auch auf das Fleisch legen.

Mit Klammern oder Garn die Rouladen umwickeln.

Pfanne heiß werden lassen und das Olivenöl hinzu geben. Fleisch auf jeder Seite 2 - 3 Minuten kurz anbraten und in eine hohe Backofenpfanne geben.

Den Bratensaft mit Rotwein und dem Zitronensaft ablöschen und über das Fleisch geben.

Im geschlossenen Topf bei 160 Grad ca. 1 - 1 ½ Stunden garen. Das Fleisch öfters mit dem Bratensud übergießen.

Fleisch aus dem Topf nehmen und Crème fraîche einrühren.

Brot für alle Fleisch-Gerichte

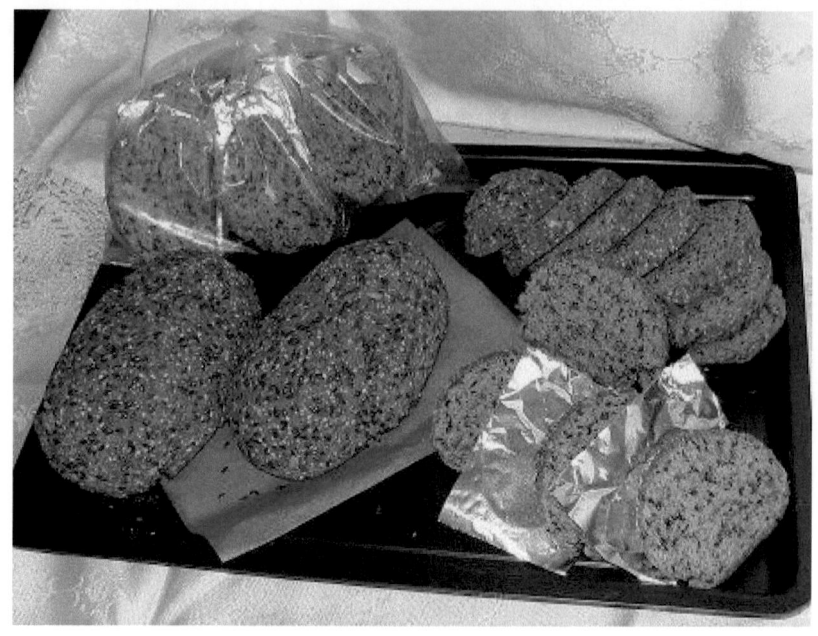

Körnerbrot ohne Gluten für alle Gerichte

Menge: Ergibt 10 Brote à 400 g / Pro Brot 8 - 10 Scheiben

Pro 1 Scheibe = 12 KH

Zutaten:

500 g Sesamkörner, 500 g Leinsamen, 200 g Sonnenblumenkerne, 600 g gem. Mandeln, 700 g Eiweißpulver, 6 Päckchen Trockenhefe, 1 gehäufter EL Salz, 6 Eier, 250 ml Bio-Olivenöl, 750 g sehr warmes Wasser

Zubereitung:

Eine sehr große Schüssel nehmen, alle trockenen Zutaten (auch die Trockenhefe) hinein geben und gut durchmischen. Anschließend alle nassen Zutaten hinzu geben und gut durchkneten.

Der Teig bröselt etwas. Auf einer Waage je 400 g abwiegen und zu einer länglichen (Durchmesser: ca. 7 - 8 cm) Rolle formen.

Die Rolle ist ca. 13 - 15 cm lang. Auf ein Backblech (mit Papier auslegen, NICHT einfetten) passen 6 Brote. Backzeit: ca. 45 Minuten bei 180 Grad. Jedes Brot in ca. 8 - 10 Scheiben schneiden und einfrieren (Zwischen jede Scheibe ein kleines Stück Alufolie legen).

Frisch hält sich das Brot ca. 3 - 4 Tage! Gefroren nach Bedarf auf den Toaster legen und jede Seite einmal toasten.

Tipp: Bestreichen Sie ein paar Scheiben des Brotes leicht mit Tomatenmark und legen es auf ein Backblech (mit Backpapier). Mit Gewürzen wie: Etwas Salz, Pfeffer, Paprika und Pizza-Gewürz würzen und dann mit Käse im Backofen bei 160 Grad 10 Minuten überbacken. Dazu Salat reichen.

Okra-Gemüse passt zu allen Fleischgerichten

Wer sich regelmäßig Okragemüse schmecken lässt, tut seinem Darm einen großen Gefallen. Dabei bewährt es sich nicht nur als Gemüse in der Küche, sondern entfaltet als geschätzte Heilpflanze auch seine gesundheitsfördernden Kräfte. Das Gemüse ist eine einjährige Pflanze und gehört wie der Hibiskus zur Familie der Malvengewächse. Sie hat einen herben und leicht säuerlichen Geschmack und erinnert an Bohnen. Okraschoten sind echte Schlankmacher mit wenig Kohlenhydraten.

Zutaten:

- 350 g frische Okra
- 1 gelbe Paprika
- 1 Stange Lauch
- 2 Knoblauchzehen
- 1 Dose stückige Tomaten
- 150 ml Gemüsebrühe
- 2 - 3 EL Olivenöl
- 1 TL Kreuzkümmel
- 1 TL Ingwer
- 1 TL gemahlener Koriander
- ½ TL Currypulver
- ½ TL Salz
- 2 - 3 Prisen Pfeffer

Zubereitung:

Okra waschen, Stängel abschneiden und trocken tupfen. Paprika schälen, Kerngehäuse entfernen und in Spalten schneiden. Lauch waschen, putzen und in Ringe schneiden. Knoblauchzehen schälen und fein hacken.

Olivenöl in einer Pfanne erhitzen. Paprika, Lauch und Knoblauch zufügen und bei schwacher Hitze anbraten.

Gemüsebrühe und Tomaten mit Flüssigkeit zufügen und aufkochen lassen.

Okra zufügen, mit den Gewürzen abschmecken und ca. 15 Minuten köcheln lassen, bis die Okras gar, aber noch knackig sind.

Buchtipps

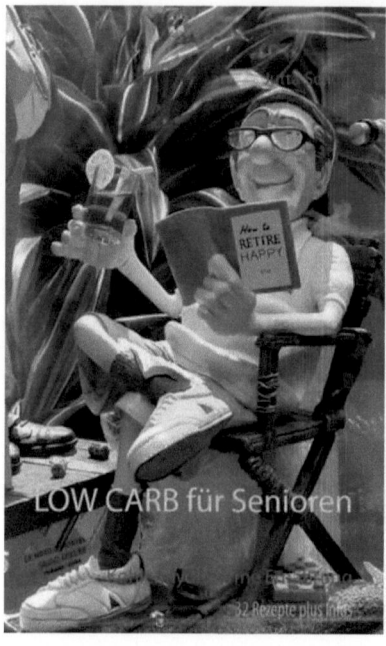

Buchdaten:
LOW CARB für Senioren -
Kohlenhydratarme Ernährung
Autorin: Jutta Schütz
Verlag: Books on Demand
ISBN-13: 9783752877427
Paperback - 56 Seiten
Erscheinungsdatum: 28.05.2018
Sprache: Deutsch
Auch als E-Book erhältlich.

Vitalität und Wohlbefinden sind wesentliche Voraussetzungen für gute Lebensqualität bis ins hohe Alter und eine gesundheitsbewusste Lebensführung zögert die Alterungsvorgänge hinaus.

Eine kohlenhydratarme Ernährung (Low Carb) eignet sich für Menschen in jedem Alter und besonders für Menschen, die bereits mit Übergewicht oder Diabetes Typ Zwei zu kämpfen haben. Auch empfehlenswert ist diese Ernährungsform für Menschen mit hohem Cholesterinspiegel, hohem Blutdruck oder Darmerkrankungen sowie natürlich für alle gesunden Menschen auch.

Diese Ernährungsform bietet viele Vorteile. Sie hält den Blutzuckerspiegel niedrig, da durch die vermehrte Aufnahme von fett- und eiweißreicher Nahrung der Sättigungseffekt länger anhält. Auch wird der Stoffwechsel angeregt, da dieser für die Umwandlung von Eiweiß mehr Energie benötigt.

Die Ernährungsform "Low Carb" zeichnet sich unter anderem dadurch aus, dass nicht gehungert werden muss. Dies könnte für den ein oder anderen ein guter Anreiz sein, die Ernährung nach diesem Prinzip umzustellen.

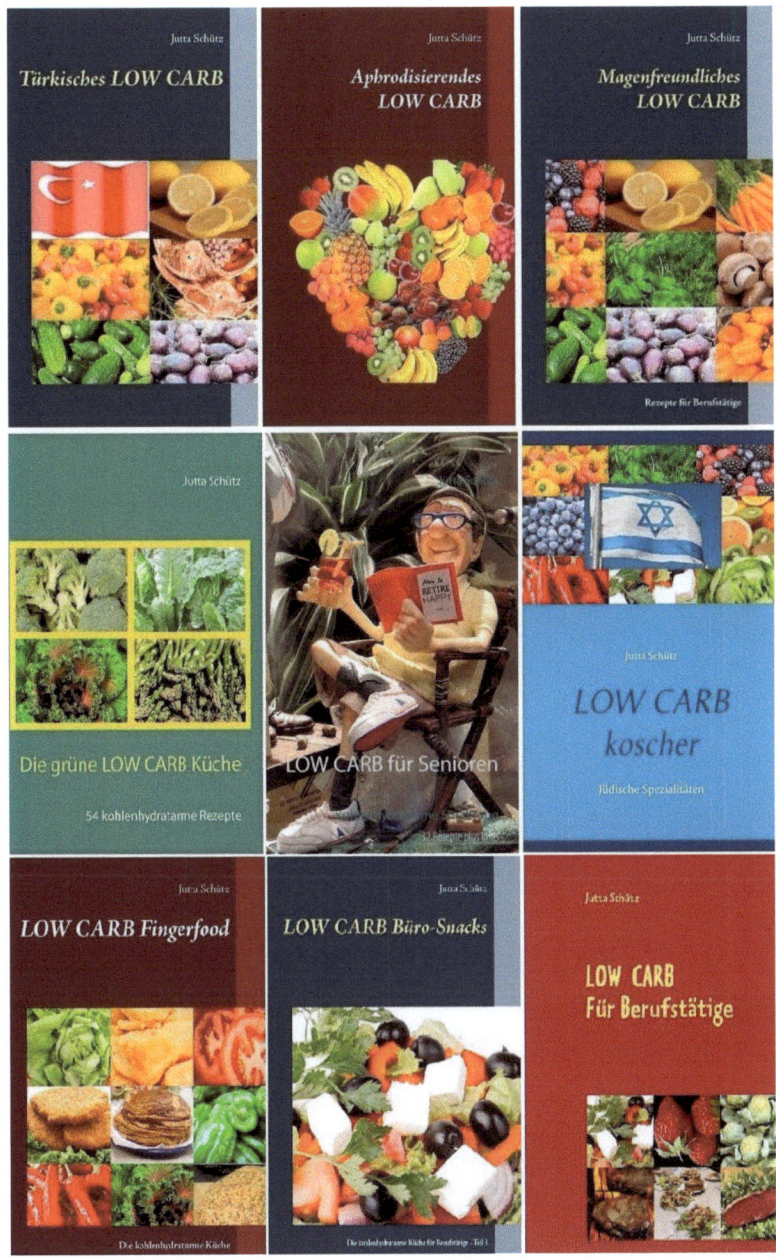

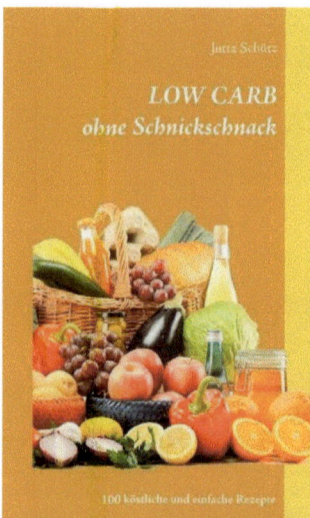

100 köstliche und einfache Rezepte. Für Anfänger geeignet.

Die kohlenhydratarme Ernährungsform (Low Carb) ist ein großer Schritt in Richtung eines wesentlich gesünderen Lebens und ein Weg aus dem größten Ernährungsdilemma unserer Zeit.

Eine gesunde Ernährung heißt vor allem möglichst natürliche und abwechslungsreiche Kost und wer auf die Kohlenhydrate in der Ernährung achtet, braucht keine Diät.

Bei einer kohlenhydratarmen Ernährung handelt es sich um eine langfristige, gesunde und bewusste Ernährungsumstellung und es kommt auch nicht zu dem berüchtigten Jo-Jo-Effekt oder Heißhunger.

Kurz erklärt: Low Carb heißt: Wir essen weniger Kohlenhydrate.

ISBN-13: 9783749433490

Verlag: Books on Demand

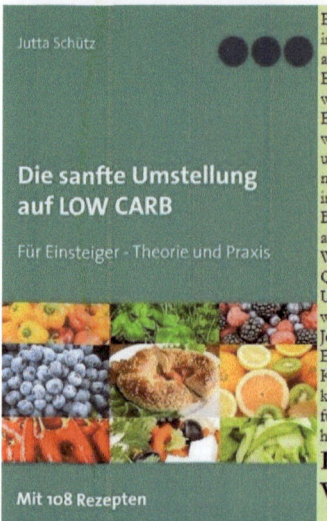

Es ist schon eine Lebensumstellung, kohlehydratarm zu essen, besonders im Kreise der Familie und bei Freunden werden die Essgewohnheiten anfangs kritisiert und in Frage gestellt. Die kohlenhydratarme Ernährungsform "Low Carb" ist ein großer Schritt in Richtung eines wesentlich gesünderen Lebens und ein Weg aus dem größten Ernährungsdilemma unserer Zeit, denn letztendlich kommt es darauf an, was aus der Nahrung herausgeholt wird, und das kann ganz unterschiedlich sein. Eine gesunde Ernährung heißt vor allem möglichst natürliche und abwechslungsreiche Kost und wer auf die Kohlenhydrate in der Ernährung achtet, braucht keine Diät.

Bewusstes Essen, gepaart mit Bewegung, hält fit und macht Spaß. Das allgemeine physische, physiologische und auch sozial-psychologische Wohlbefinden des Menschen liegt in der direkten Verbindung mit der Qualität der aufgenommenen Nahrung.

Unsere Gesundheit ist das Wichtigste in unserem Leben. Ihr Stellenwert wird oft erst bei Krankheit oder mit zunehmendem Alter erkannt. Jeder kann frei entscheiden, wie er sich ernährt und hat damit großen Einfluss auf seine Gesundheit. Unser Immunsystem schützt uns vor Krankheitserregern wie Bakterien oder Viren und solange unsere körpereigene Abwehr funktioniert, stellt sie eine wirkungsvolle Barriere für Krankheitserreger dar. Ist unser Immunsystem jedoch geschwächt, haben Krankheiten ein leichtes Spiel.

ISBN-13: 9783752849141

Verlag: Books on Demand

Und es gibt noch viele weitere Low Carb Bücher...

https://www.jutta-schuetz-autorin.de/

Zu folgenden Themen finden
Sie ebenfalls wertvolle Ratgeber

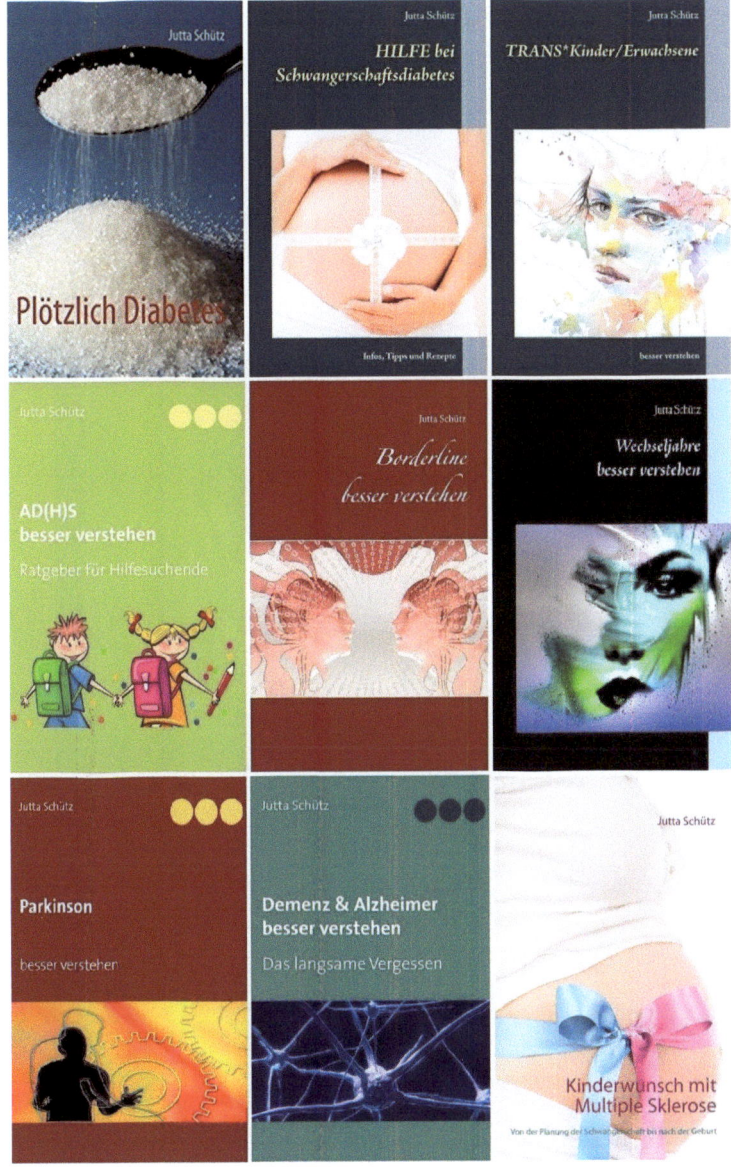

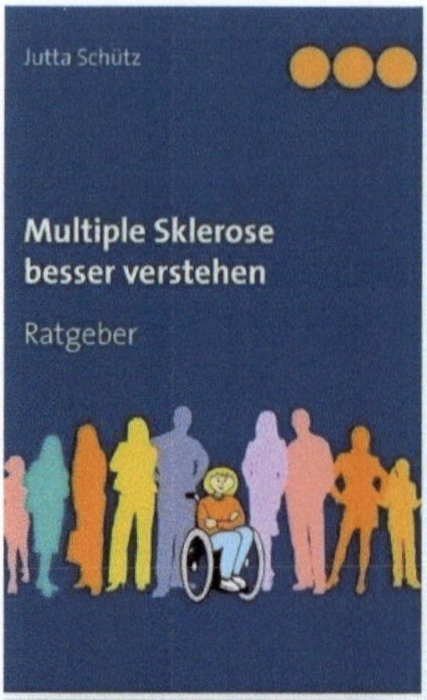

Jutta Schütz

Multiple Sklerose besser verstehen

Ratgeber

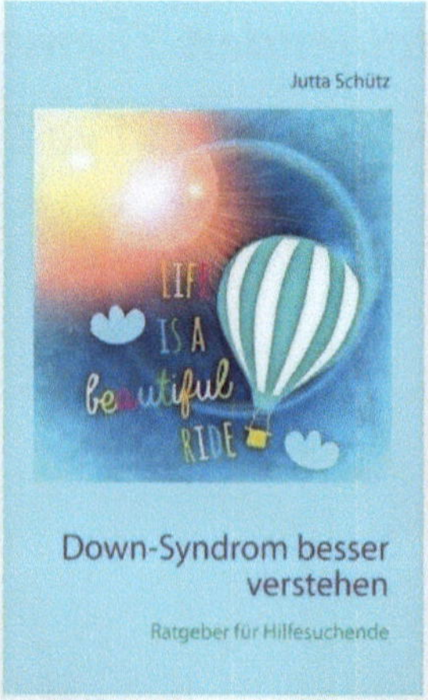

Jutta Schütz

LIFE IS A beautiful RIDE

Down-Syndrom besser verstehen

Ratgeber für Hilfesuchende

Jutta Schütz

Der nächste Weltkrieg

Informationen und Fakten

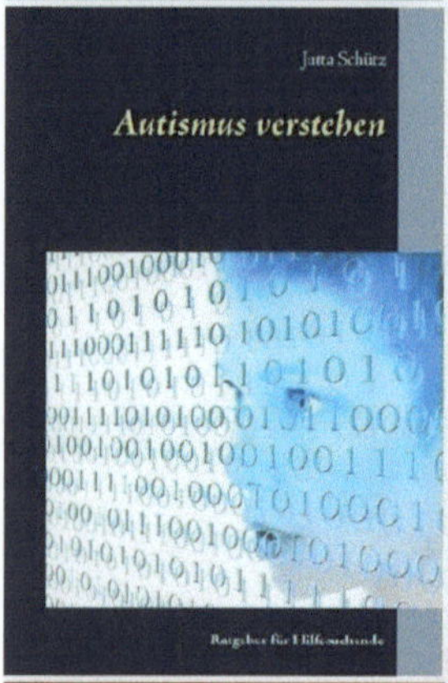

Jutta Schütz

Autismus verstehen

Ratgeber für Hilfesuchende

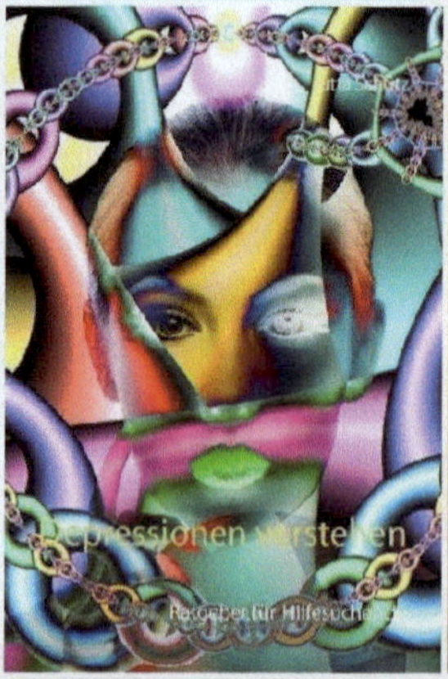

Jutta Schütz

Depressionen verstehen

Ratgeber für Hilfesuchende

Jutta Schütz

Sterbehilfe

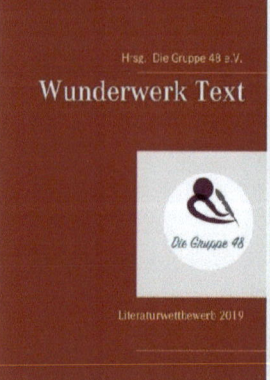

Hrsg. Die Gruppe 48 e.V.

Wunderwerk Text

Die Gruppe 48

Literaturwettbewerb 2019

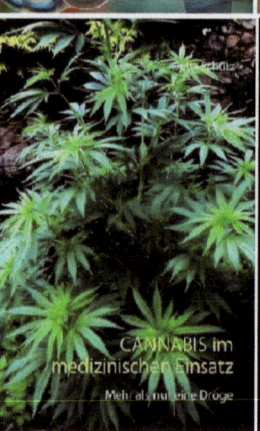

Jutta Schütz

CANNABIS im medizinischen Einsatz

Mehr als nur eine Droge

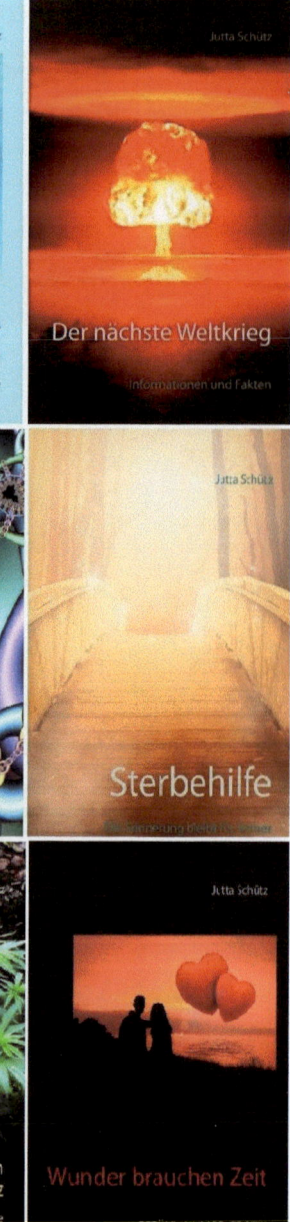

Jutta Schütz

Wunder brauchen Zeit

GEFÜHL HUMOR EROTIK